AF246211

L'ALCOOLISME

DES CAMPAGNES

ACTION SPÉCIALE DE L'EAU-DE-VIE DE CIDRE

SUR L'ÉCONOMIE

PAR

A.-J. DEVOISINS

Docteur en médecine, ex aide-major de 1re classe au 17e régiment de ligne

Docteur en médecine, ex aide-major de 1re classe au 17e régiment de ligne

MÉMOIRE COURONNÉ PAR LA SOCIÉTÉ FRANÇAISE DE TEMPÉRANCE

Dans la séance solennelle du 6 avril 1884

Présidée par M. le docteur BERGERON, de l'Académie de médecine

PARIS

OCTAVE DOIN, ÉDITEUR

8, PLACE DE L'ODÉON, 8

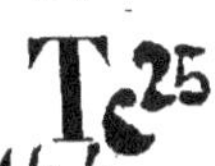

L'ALCOOLISME

DES CAMPAGNES

ACTION SPÉCIALE DE L'EAU-DE-VIE DE CIDRE

SUR L'ÉCONOMIE

PAR

A.-J. DEVOISINS

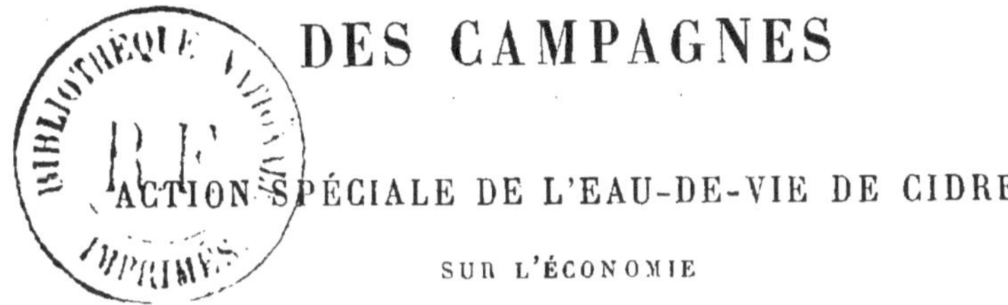

Docteur en médecine, ex aide-major de 1re classe au 17e régiment de ligne

MÉMOIRE COURONNÉ PAR LA SOCIÉTÉ FRANÇAISE DE TEMPÉRANCE

Dans la séance solennelle du 6 avril 1884

Présidée par M. le docteur BERGERON, de l'Académie de médecine

PARIS

OCTAVE DOIN, ÉDITEUR

8, PLACE DE L'ODÉON, 8

1884

EN PRÉPARATION

Histoire d'un village algérien. Considérations générales sur l'avenir agricole du Tell oranais.

Les Boissons à la campagne en France et en Algérie

L'alcoolisme chez la femme.

BOURLOTON. — Imprimeries réunies, B.

A

Monsieur DOUCIN

PRÉFET DE L'ORNE

L'ALCOOLISME

DES CAMPAGNES

RAPPORT

DE LA

PREMIÈRE COMMISSION DES PRIX

PAR M. LE Dʳ E. DECAISNE

La *Société française de tempérance* avait posé, pour le concours des prix de 1884, les trois questions suivantes :

1ᵉ De l'alcoolisme héréditaire ;

2° Action des eaux-de-vie de cidre et de poiré sur l'organisme ;

3° Mesures qu'il convient de prendre à l'égard des ivrognes
d'habitude.

Sous le titre : de l'*Alcoolisme des campagnes, action de l'eau-
de-vie de cidre sur l'économie*, l'auteur du mémoire n° 2 étudie
les habitudes alcooliques et les mœurs des populations de la
basse Normandie, au milieu desquelles il vit et exerce la médecine
depuis trois ans.

Il nous montre le café servant de prétexte à un abus effroyable
d'eau-de-vie de cidre, de telle sorte que pour juger de la consommation de cette boisson, il suffit de savoir qu'un grand
nombre d'établissements de Caen, comme l'a établi M. Isidore
Pierre, pourraient livrer sans difficulté 50 hectolitres de marc de
café comme résidu de la consommation annuelle. Or, toute proportion gardée, cette consommation est plus grande encore dans
les campagnes.

Si, d'après les observations de l'auteur et les documents officiels, on compare les droits perçus dans cette région pendant le deuxième trimestre en 1873 et le deuxième trimestre en 1883, on remarque qu'ils ont triplé en dix ans, et l'on établit, d'une façon aussi précise que possible, que la consommation annuelle par habitant est de 43 litres.

Quelle est donc la véritable cause de cette grande consommation ?

Est-ce une appétence particulière, un goût spécial pour l'eau-de-vie de cidre ? Ce qu'il y a de certain, dit l'auteur, c'est que la première fois qu'on en boit, on éprouve pour elle une vive répulsion. Est-ce l'oisiveté et le désœuvrement? Il n'y a ici ni oisifs ni désœuvrés. Est-ce l'habitude des cabarets? Il est vrai qu'on fréquente les cabarets; mais le bas Normand boit autant d'eau-de-vie de cidre chez lui qu'au cabaret, souvent davantage. Est-ce l'influence d'un climat brumeux ? Mais ne connaissons-nous pas dans la France occidentale des pays de montagnes et des plaines dans les mêmes conditions météorologiques et où l'alcoolisme est à peu près inconnu.

Pour l'auteur du mémoire, on le voit, la cause est ailleurs.

Après avoir fort bien décrit, et en termes saisissants, la misère d'alimentation, la misère de vêtement, la misère de logement, la misère enfin calculée et voulue de cette population riche et laborieuse pour qui le but unique de la vie est de devenir propriétaire et d'agrandir sa propriété, il nous la montre cherchant en dehors de l'aliment et aux dépens de l'organisme la source de son activité.

« En effet, dit-il, le meilleur ouvrier, mal vêtu, mal logé, mal nourri, ne peut lutter longtemps; il faut arriver au but, il faut se donner des bras et du cœur, lorsque les bras et le cœur manquent. L'eau-de-vie de cidre est là. Le système nerveux reçoit son excitant, le sang chauffé circule mieux, on se remet à l'ouvrage. Bientôt le poison s'évapore à la surface pulmonaire entraînant un inévitable refroidissement; la fatigue reparaît avec la nécessité de la combattre encore, et peu à peu la stimulation quotidienne par l'alcool devient une inexorable nécessité. »

L'auteur conclut que c'est en vertu de leurs idées arrêtées sur l'économie que, hommes et femmes, dans des proportions sensiblement égales pour les deux sexes, s'adonnent à l'eau-de-vie de cidre dans les proportions considérables que nous indiquions tout à l'heure.

Il nous est impossible (que l'auteur du mémoire nous permette de le dire) d'accepter une pareille explication qui nous paraît venir d'une idée préconçue. Pour nous, nous trouvons que le bas Normand que, de notre côté, nous avons aussi observé, a une appétence, un goût spécial pour l'eau-de-vie de cidre, de la même façon que tous les gens du pays à cidre ont une préférence marquée pour cette boisson. La preuve en est que, lorsqu'on leur sert dans un repas, hors de chez eux, du vin et du cidre, c'est toujours le cidre qu'ils demandent. En second lieu, nous pensons que le bas Normand boit beaucoup plus d'eau-de-vie de cidre au cabaret que chez lui ; enfin nous contestons que les femmes, en basse Normandie, boivent autant d'eau-de-vie de cidre que les hommes.

Quoi qu'il en soit, d'après ces tristes révélations, on comprend que la population diminue plus que dans tout autre département et que le nombre des idiots, des enfants naturels et des crimes augmente, sans compter, qu'en basse Normandie, la scrofule fait de tels ravages qu'elle a envahi presque toutes les familles sans exception. Quant à l'extension de cette cruelle maladie, comme pour la diminution de la population, il nous semble nécessaire de faire entrer en ligne de compte, et pour une large part, l'abandon général de l'allaitement maternel pour l'allaitement artificiel.

Ce qui nous paraît à peu près hors de doute, c'est que dans les familles où l'ivrognerie semble s'être plus spécialement localisée, l'alcool produit dans l'organisme une modification prématurée qui se transmet aux descendants, modification en vertu de laquelle un pauvre enfant, dès le berceau, est presque fatalement destiné à devenir alcoolisé et à faire souche d'alcooliques.

L'auteur conclut que l'alcoolisme des campagnes a son point de départ dans l'insuffisance d'alimentation et qu'il s'entretient et s'aggrave par sa transmission héréditaire.

Ainsi, le remède, pour lui, est-il une plus forte consommation de la viande. Il fait appel à l'instituteur, au prêtre, au médecin pour apprendre aux enfants à mépriser les jouissances bestiales que procure la vie cérébrale engendrée par l'eau-de-vie.

Passant à l'étude de l'action spéciale exercée sur l'économie par l'eau-de-vie de cidre, il suit l'ordre adopté généralement pour la classification des accidents consécutifs à l'absorption de l'alcool et passe sous silence toutes les lésions organiques, tous les troubles fonctionnels qui lui paraissent identiques, quelle que soit la nature de l'eau-de-vie, et parmi le grand nombre d'observations recueillies pendant trois ans, au jour le jour, en basse Normandie, il en cite deux qui lui paraissent suffisamment montrer les principaux troubles fonctionnels dus à l'eau-de-vie de cidre, et il arrive aux conclusions suivantes :

1° La quantité d'eau-de-vie de cidre consommée annuellement dans certaines communes de la Basse-Normandie est de 43 litres par habitant.

2° L'alcoolisme reconnaît surtout pour cause, dans nos campagnes, l'absence dans la ration journalière d'une quantité suffisante de protéine alimentaire et doit être combattu : 1° par l'usage de la viande de boucherie ; 2° par l'observation scrupuleuse des lois de l'hygiène ; 3° par la stricte exécution des lois prescrivant la fréquentation de l'école et la répression de l'ivresse publique.

3° L'ivresse produite par l'eau-de-vie de cidre est sombre et farouche.

4° On observe fréquemment, après l'abus de l'eau-de-vie de cidre, les crampes, les soubresauts des tendons, l'épilepsie, la dépravation et l'abrutissement.

5° L'épilepsie produite par l'absorbtion de l'eau-de-vie de cidre est toujours curable.

6° Le catarrhe chronique gastro-intestinal produit par l'eau-de-vie de cidre est endémique dans la basse Normandie. Il peut s'établir lentement ou subitement et, dans tous les cas, il s'accompagne de symptômes identiques. Ces symptômes sont : la dyspnée gastrique, les éructations fétides ou inodores, un affaiblissement musculaire extrême, quelquefois les palpitations de cœur. Cette affection, quelle que soit sa durée, peut guérir, comme elle peut rester, pendant des années, la seule manifestation produite par l'abus de l'eau-de-vie de cidre.

7° Bien que l'eau-de-vie de cidre ait ses accidents de prédilection, elle peut produire tous les troubles qu'occasionne l'eau-de-vie de vin.

8° L'eau-de-vie de cidre détermine une dyspnée particulière et une suffocation imminente dont le mécanisme est encore inconnu.

Tout en regrettant que l'auteur n'ait pas répondu à la question posée par la Société au sujet des eaux-de-vie de poiré et que les devoirs d'une pénible clientèle ne lui aient pas permis de nous donner un plus grand nombre d'observations nécessaires, selon lui et selon nous, pour justifier certaines affirmations peut-être un peu téméraires, la Commission regarde son mémoire comme l'œuvre d'un esprit sagace et observateur. Il a en général bien vu, bien jugé, en moraliste et en clinicien. Son œuvre est fort bien coordonnée et décèle les meilleures qualités de l'écrivain.

La Société française de tempérance est heureuse de décerner à M. le Dr Devoisins, médecin à Rabodanges (Orne), pour son mémoire : *L'alcoolisme des campagnes, action de l'eau-de vie de cidre sur l'économie*, une médaille d'argent et une somme de 250 francs. Nous espérons que cette modeste récompense et l'hommage public que nous lui rendons aujourd'hui, seront, pour M. le Dr Devoisins, un encouragement à poursuivre un genre d'études que nous voudrions avoir l'occasion de juger et de récompenser souvent dans nos concours.

Qui vive? France!

Messieurs les Instituteurs,

Vous figurez, nous le savons tous, parmi les hommes méritants qui peuvent le plus contribuer à la régénération des masses.

Votre mission s'est étendue dans ces derniers temps, car vous n'avez plus seulement à apprendre aux enfants les rudiments de notre langue et les premiers principes des connaissances générales indispensables au commerce habituel de la vie; vous devez encore, dans les conférences destinées aux adultes, faire fructifier dans l'esprit de l'homme fait les germes que vous avez semés dans l'esprit de l'enfant.

Permettez-nous de vous dire combien nous nous réjouissons de cette heureuse extension de votre légitime influence, nous tous qui, ayant quelque souci des dangers dont nous menace l'alcoolisme, voulons pouvoir compter à tout instant sur votre puissante collaboration.

L'alcoolisme est un ennemi tellement redoutable, qu'à lui seul il peut annihiler tous vos efforts, ruiner l'âme et le corps de vos élèves et compromettre, sans retour, l'avenir même de la Patrie.

Vous raconterais-je, après bien d'autres, l'étendue du mal dans la région que vous habitez? Que pourrais-je vous dire qui soit aussi éloquent que les tristes scènes dont vous êtes tous les jours les témoins indignés?

Mais pour vous habituer à reconnaître l'alcoolisme, malgré ses innombrables déguisements, il nous a semblé que vous ne sauriez trop vous familiariser avec toutes les questions qui s'y rapportent.

Mieux armés pour la lutte, vous pourrez exercer une action plus décisive sur ces populations dont vous connaissez mieux que personne les goûts, les tendances, les besoins et les travers.

L'alcoolisme est une maladie à évolution lente et progressive, causée par l'abus prolongé de toutes les boissons spiritueuses. Il entraîne à sa suite les dyspepsies, la pituite, la laryngite, l'hypertrophie du cœur, l'affaiblissement musculaire, les tremblements,

le vertige, les visions effrayantes, les cauchemars, les scintilla-
tions, les craintes imaginaires, les conceptions délirantes et les
impulsions irrésistibles.

La descendance de l'ivrogne est frappée comme lui. Lycurgue
le savait déjà, lui qui défendait aux époux de boire du vin le
jour de leur noce.

Le fils de l'acoolique est imbécile ou idiot, épileptique ou
sourd-muet, hydrocéphale ou scrofuleux. Quelquefois cependant
il est simplement dépravé et va grossir le contingent des prisons
et des bagnes.

A toutes les époques et dans tous les pays, on a cherché des
moyens préventifs à opposer à ce mal immense.

Dracon punissait l'ivresse de mort.

Pittacus, roi de Mitylène, avait rendu une loi qui infligeait une
peine double à celui qui avait commis un crime pendant l'ivresse.

Zaleucus, roi des Locriens, ne permettait l'usage du vin qu'aux
infirmes.

Une ancienne loi de Rome prescrivait à tout citoyen de bonne
famille de ne boire de vin qu'à trente ans, et encore avec modé-
ration; elle en interdisait entièrement l'usage aux femmes.

Un édit de François Ier, rendu en 1536, condamne les ivrognes,
pour la première fois à la prison, au pain et à l'eau; la deuxième
fois à la flagellation; la troisième fois à la peine en public, et, en
cas de récidive, au bannissement après amputation des orteils.

Mahomet interdit l'usage du vin à une époque où l'ivrognerie
s'était répandue sur l'Orient, et punit les musulmans, transgres-
sant cette prescription, de quarante coups de bâton pour l'homme
libre, et de quatre-vingts pour l'esclave.

Soliman Ier, plus sévère encore, ordonna que du plomb fondu fût
coulé dans la bouche de celui qui s'enivrait au point de ne plus
distinguer un homme d'une femme.

Et cependant tous ces législateurs n'ont pas connu ce fleuve
immense qui naît vers le Nord, inonde nos villes manufactu-
rières, et déverse, jusque dans nos campagnes les plus reculées,
ses flots empoisonnés.

Sans aucun doute, les mesures que nous venons de citer n'at-
teignirent qu'en partie le but que leurs auteurs se proposaient.
Leur rigorisme méconnaissait, du reste, complètement les lois de

l'hygiène. Nous pensons cependant qu'elles ont eu quelque utilité; grâce à elles, peut-être, des races sans avenir ont pu lutter encore pendant plusieurs siècles.

Sans recourir à aucune de ces armes bizarres et cruelles que les divers peuples ont employées contre un mal dont ils comprenaient toute l'étendue, resterons-nous toujours désarmés contre l'ivrogne d'habitude?

Voilà un homme arrivé aux dernières périodes de l'abrutissement, plus méprisable que le vulgaire assassin, il condamne à la maladie et à la mort tous ses enfants et les enfants de ses enfants; hier il était fou, il le sera demain. Il ne peut que nuire, et vous lui laissez la liberté! Il est incapable d'avoir une idée lucide et vous lui donnez un bulletin de vote!... Messieurs vous avez l'école, agissez!

Songeons à notre pays.

Jusqu'ici les grandes villes, dont nous sommes si fiers, ne soutiennent leur prodigieux effort que par l'arrivée constante des éléments frais et vigoureux que leur envoie la campagne.

Il serait téméraire aux Parisiens de compter sur nous pour recevoir longtemps encore un sang généreux, car si Paris boit à lui seul autant que la Belgique entière, nous, bas Normands, toute proportion gardée, nous buvons plus que Paris.

L'alcool a toujours été le compagnon du vice et le précurseur du despotisme.

Quel puissant concours n'a-t-il pas prêté, lorsqu'il s'est agi, dans tous les temps, d'écraser ceux qui luttaient pour le droit et pour la justice!

Sous le règne néfaste de la Commune, la proportion des alcoolisés s'éleva dans la proportion de 26 à 55 p. 100. On voit que les bandits de 71 ne reculaient pas devant l'alcool avant de manier le pétrole.

Précieux enseignement que les administrateurs devraient sans cesse avoir devant les yeux et qui les déterminerait, sans aucun doute, à restreindre l'usage des boissons qui préparent les incendiaires et les meurtriers de l'avenir!

En vérité, messieurs, plus on songe au silence équivoque d'une partie de la presse, à l'apathie de la population indemne, à la mansuétude des législateurs, plus on demeure persuadé qu'il doit

se trouver, quelque part dans l'ombre, quelque criminel auda-
cieux attendant notre décrépitude pour décrocher, à son profit, la
muselière de Décembre.

Et s'il nous venait du dehors quelque population jeune et
ardente semblable à celle que les Romains de la décadence appelè-
rent les Barbares, quelle digue opposerions-nous? et que devien-
draient ces anémiques, ces nervosiques, ces strumeux, ces effémi-
nés, ces paralytiques, devant le muscle vigoureux de l'envahisseur?

N'allons pas si loin.

De récentes publications militaires de l'autre côté des Vosges
établissent surabondamment que le duel séculaire du Gaulois et
du Germain n'est pas terminé après Iéna et Sedan.

Vous retrouverez le pressentiment de la lutte jusque dans les
vers du poète.

> A quand le combat? Pour qui la victoire?
> Éclair de malheur ou rayon de gloire
> Qui te tirera, premier coup de feu?
> L'Europe, en vain, cherche à percer ces ombres
> Et ses regards vont, anxieux et sombres,
> De ce uhlan noir à ce chasseur bleu.

Vous-mêmes, quand revient l'hiver, aux premières neiges, ne
découvrez-vous pas quelquefois un paysage morne et triste que
vous avez vu ailleurs?

Ces corbeaux n'étaient-ils pas là-bas? Ce feu, qu'un charbonnier
allume dans ce ravin, n'est-il pas celui qui nous réchauffait au
jour naissant, lorsque, groupés en cercle, le rire aux lèvres, la
mort dans l'âme, nous attendions le café du bivouac?

Entendez cette détonation se prolongeant sous le ciel bas.

Votre cœur bat, les yeux se mouillent, vous pensez aux amis
que nous avons tous laissés sur le champ de bataille. Ce n'est
rien cependant. Un ouvrier matinal fait partir une mine dans le
granit et voilà que tous les souvenirs de l'année terrible se dres-
sent aussitôt devant nous!

Oh! c'est plaisir à voir comme nous ressentons bien sur la joue
le rouge du soufflet de l'ennemi! Comme nous aimons nos villes
saintes encore profanées!

Est-ce exagérer, messieurs, de déclarer que si nous voulons

vaincre, si nous voulons voir reparaître sur les traits de vos jeunes enfants, ce rayon de grandeur et de fierté qui éclairait le front de nos grands-pères, nous devons, avant toute chose, pour la France de l'avenir, déclarer à l'alcoolisme une guerre implacable, sans trève ni merci.

Un alambic fait plus de mal que dix canons !

Nous nous proposons, dans le milieu restreint de notre observation habituelle, de rechercher quels sont les effets exercés sur l'économie par l'eau-de-vie de cidre.

Il est utile de remarquer, tout d'abord, que cette eau-de-vie doit être préparée avec de bons cidres, et non pas, comme cela arrive si souvent, avec des lies ou des cidres prêts à être livrés au vinaigrier. Il est également indispensable d'employer, pour la distillation, des chaudières qui ne permettent pas au cidre de subir l'action directe du feu. Sans cette précaution, les matières extractives du liquide distillé se déposent sur les parois des chaudières où elles sont en partie brûlées, et l'eau-de-vie prend une saveur empyreumatique très désagréable.

Si nous rejetons les eaux-de-vie mal préparées, à plus forte raison excluerons-nous, dans nos observations, toutes celles qui renferment des alcools de provenance étrangère, ou des substances toxiques à divers degrés.

Un seul mélange pourrait être traité avec moins de rigueur; c'est celui qui résulte de l'addition de l'eau-de-vie de poiré à l'eau-de-vie de cidre.

Nous n'entreprendrons pas de déterminer ici les effets comparatifs de ces deux boissons alcooliques sur l'organisme, si tant est qu'une pareille recherche puisse donner autre chose que des résultats analogues, sinon identiques.

Cela établi, après quelques considérations générales sur l'alcoolisme dans nos campagnes nous aborderons l'étude des divers troubles que l'eau-de-vie de cidre produit sur l'économie.

L'ALCOOLISME DANS LA BASSE NORMANDIE

I

Vers le milieu de son cours, l'Orne rencontre tout à coup les terrains primitifs et de transition, sa vallée se rétrécit, et de nombreux affluents, profondément encaissés, viennent, après d'innombrables sinuosités, grossir ce fleuve modeste. Bientôt toutes ces eaux, roulant sur des granits bleuâtres, s'infléchissent vers le Nord, retrouvent la grande oolithe, qu'elles avaient laissée à Écouché, et s'étendent, plus calmes, dans la plaine qui avoisine la mer.

Bien que les voies ferrées importantes aient évité ce pays accidenté, quand le vent s'y prête, on entend siffler la locomotive qui remonte de Granville vers Paris.

Constatons, après bien d'autres, que l'impression favorable, produite dès l'abord par ce coin isolé de la basse Normandie, va sans cesse en s'affaiblissant : malgré nous, cette contrée pittoresque entre toutes devient, par une cruelle injustice, responsable, en quelque façon, des sombres tableaux qui la souillent.

Nous sommes en effet sur un sol où l'alcool règne en maître absolu, et nulle part peut être, en France du moins, il n'exerce de plus cruels ravages.

C'est ce que le voyageur qui traverse rapidement nos petites communes a de la peine à accepter, et son illusion est d'autant plus explicable qu'il entend beaucoup parler du café et très peu de l'eau-de-vie.

Il est bon de savoir que, chez nous, tout marché (et l'on n'ignore pas que, à tort ou à raison, les bas Normands sont plutôt commerçants qu'agriculteurs) nécessite la présence d'une infusion de café ; mais que cette boisson est destinée à servir de prétexte à l'absorption d'une quantité d'eau-de-vie de cidre variant de 50 à 500 grammes pour chacune des parties contractantes.

Ainsi le café est devenu le *ut res rata fiat* obligatoire ; il est loin, comme on le pense bien, par suite de l'addition immodérée d'alcool, de valoir l'honnête ratafia de nos ancêtres.

Une première gorgée bue, si la température du café n'est pas jugée trop élevée, une main de fer incline la carafe à eau-de-vie pour combler le vide de la tasse. Si cette main appartient à un homme généreux et *poli*, malgré toutes les protestations plus ou moins sincères, tasse et soucoupe débordent. Tout nouveau vide est aussitôt comblé, les convenances locales l'exigeant ainsi, de telle sorte que, de dilution en dilution, le café a vite disparu, les deux récipients, alternativement vides et remplis, ne renferment plus que de l'eau-de-vie de cidre.

Pendant cette opération, que l'on nomme par euphémisme *prendre un café*, la conversation s'établit, sans suite, sans retenue, sans la moindre gauloiserie étincelant sur le fumier de grossièretés banales, sans rien, absolument rien... si ce n'est la secrète pensée de résister plus longtemps que le partenaire à l'action du poison et de lui arracher quelques mots imprudents dont on saura tirer parti dans une autre affaire.

Il y a des hommes et des femmes qui prennent quelquefois, dans la même journée, cinq ou six cafés, et même au delà !

On raconte plaisamment qu'une bonne femme, se trouvant au marché voisin, s'en vint, son beurre vendu, prendre un café pour se remettre. Comme elle était lasse, elle s'attarda à causer et, de café en café, elle en but douze. Dans ce cas-là le débitant, paraît-il, offre gratis le treizième café ; il l'offrit donc : mais la dame le remercia par ces mots : « Merci, monsieur, je ne suis pas disposée aujourd'hui. »

La consommation du café est tellement élevée dans la basse Normandie que, d'après le professeur Isidore Pierre, un grand nombre d'établissements de Caen pourraient livrer, sans difficulté, 50 hectolitres de marc de café comme résidu de la consommation annuelle. Or cette consommation est plus grande encore dans nos campagnes, et c'est ici surtout que l'on devrait utiliser dans l'horticulture ces marcs qui constituent un engrais renfermant 1.85 p. 100 d'azote et 12.20 d'acide phosphorique représentant 23 p. 100 de phosphates.

A ce sujet nous ajouterons que le marc de café, mélangé aux urines, aux déjections de l'homme et aux champignons vénéneux qui sont si abondants dans nos bocages donne un engrais de qualité supérieure dont la préparation et la désinfection n'offrent aucune difficulté. Selon toute probabilité l'équivalent *de cet engrais* ne doit pas être inférieur à 20,60, c'est-à-dire que 20 600 grammes équivalent en azote à 100 kilogr. de fumier de ferme, outre cela il renferme des quantités considérables d'acide phosphorique. Il est à noter que les matières constitutives de cet engrais n'ont ici aucune valeur vénale, et cette harmonie entre le prix de revient et nos propres ressources nous permettra encore de nous livrer à de nombreuses expériences; mais n'étant ni chimiste ni agriculteur et encore moins propriétaire, nous devons surtout espérer que notre digression sera mise à profit par des personnes mieux placées pour se livrer à des essais dont nous pouvons leur garantir la réussite. Elles auront, entre autres avantages celui d'avoir contribué, pour une petite part, à la régénération des populations rurales; car nous ne craignons point de l'affirmer, tout progrès agricole, pour si minime qu'il soit, est le commencement d'une victoire remportée sur l'alcoolisme.

Puisque le café joue, vis-à-vis de l'eau-de-vie de cidre, le simple rôle d'une entrée en matière, d'un signal convenu, et que, d'autre part, on en boit des quantités tellement formidables que le simple résidu de sa préparation a un rôle important à jouer dans l'horticulture normande, on doit se demander, non sans une certaine appréhension, ce qui doit être bu d'eau de vie.

Quelle est, aussi exactement que possible, d'après les observations de détail les plus précises, la quantité d'eau-de-vie de cidre consommée, de nos jours, par les habitants de la région? Quelle dose de poison absorbe-t-on dans cette luxuriante contrée où l'on rencontre les bœufs cotentins, les coursiers du Merlerault, les vigoureux et braves percherons; où l'on voit, au milieu de ces opulences superbes de toutes les races, seule l'espèce humaine de plus en plus rabougrie.

Dans un pays qui produit son eau-de-vie et la consomme il n'est pas toujours aisé de connaître, d'une manière certaine, le chiffre exact de la consommation, surtout depuis que la loi, qui frappait d'impôt la production à domicile au-dessus de 40 litres par ménage, a été abolie. D'autre part la consommation varie d'une année à l'autre. Lorsqu'il y a disette de pommes, des nuées de marchands sans scrupules viennent s'abattre sur le pays qu'ils inondent à raison de 0 fr. 80 à 2 fr. 20 le litre d'alcool amylique additionné de poivre, de caramel, de piment, d'alun, d'acide acétique, d'acide sulfurique, etc., etc. La fraude nous conduit aussi beaucoup d'eau-de-vie de cidre provenant du pays d'Auge et procure à ceux qui l'exercent une existence des plus florissantes à peine troublée par quelques rhumatismes contractés dans les courses nocturnes.

Par des recherches de détail on peut arriver cependant à déterminer le chiffre de la consommation dans une ou deux communes qui ne boivent ni plus ni moins que les autres. Si le total se trouve sensiblement égal à celui que l'on obtient en multipliant la consommation moyenne des familles que l'on peut le mieux observer par le nombre d'habitants que l'on a en vue, on doit nécessairement se rapprocher beaucoup de la vérité. C'est ainsi que, par des calculs simples, qu'il serait oiseux de rapporter ici, nous sommes arrivé à établir que la consommation annuelle, par tête, est de 43 litres.

II

Lorsque les auteurs recherchent les causes de l'alcoolisme, en général, ils ont l'habitude de signaler : 1° un goût particulier ; 2° l'oisiveté ; 3° l'habitude des cabarets.

Pouvons-nous admettre qu'il puisse exister une appétence particulière ; un goût pour l'eau-de-vie de cidre ? N'est-il pas vrai que la première fois qu'on en boit on éprouve instinctivement pour elle une vive répulsion ? D'ailleurs qui oserait soutenir que cette boisson serait d'un usage fréquent et si ses effets d'excitation, en quelque façon secondaires, n'étaient pas plus marqués que ceux de l'eau pure ?

Ne ne connaissons ici ni des oisifs ni des désœuvrés.

On fréquente les cabarets, cela est certain, puisque nous en comptons un pour soixante-huit habitants. Cet établissement est en voie de prospérité ; il mérite du reste de plus en plus la définition qui en a été donnée par un économiste éminent, il est bien, sans contredit, « la première étape du chemin qui éloigne l'ouvrier des campagnes pour le conduire à la ville, à la fabrique, à la prison. » Mais remarquons que le bas Normand boit autant d'eau-de-vie chez lui que dans les cabarets, souvent et très souvent davantage. On s'invite un peu partout à boire le café dont nous parlions tout à l'heure. Que ne s'invite-t-on à manger ! la politesse n'y perdrait rien et l'estomac y gagnerait beaucoup.

On invoque aussi quelquefois l'action d'un climat brumeux et humide et il est incontestable que pour contrebalancer l'influence dépressive d'un pareil milieu on se sent quelque peu disposé à surexciter artificiellement le système nerveux. Le fait est admis, mais il ne saurait constituer qu'une excuse plus ou moins valable. En effet, sans sortir de chez nous, ne connaissons-nous pas dans la France occidentale des pays de montagnes et des plaines où le *Gulf-Stream* vient créer les mêmes conditions météorologiques et où cependant l'alcoolisme est à peu près ignoré ?

Laissons donc de côté toutes ces prétendues causes et arrivons à celles que l'on peut incriminer à bon droit lorsqu'il s'agit de nos campagnes.

Pour tous les paysans du monde, et plus encore peut-être pour celui que nous avons en vue, le but de la vie est de devenir propriétaire ou d'agrandir sa propriété. C'est avec une incroyable ténacité que le bas Normand marche, à travers tous les obstacles, à la conquête de la terre. Pour posséder le sol il oublie tout et il s'oublie lui-même. Il n'est pas d'obstacle qu'il ne soit prêt à briser pour réussir. Sans pitié pour le vieillard qui a fait sa position par cinquante ans de labeurs, il arrivera à le laisser presque sans soins, enseveli au coin de l'âtre, bouche inutile devenue un obstacle. Pour le jeune enfant, puissance qui vient au travail, aucun soin ne sera ménagé. Ainsi, sauf d'honorables et d'assez nombreuses exceptions, nos compatriotes, sans défiance, sans hésitation, sans se douter que dans leur ardeur ils méconnaissent les lois sacrées de la nature, s'avancent vers la fortune à pas précipités. Un mot résume tout, pour réussir il suffit de gagner beaucoup et de ne rien dépenser. A ce prix le succès est au bout de tous leurs efforts... L'alcoolisme aussi !

Nous parlons de l'ouvrier des campagnes.

Les fermiers normands, dignes imitateurs de leurs voisins d'Angleterre, qui, eux du moins, ne sont pas obsédés par le démon de la propriété, n'ont rien à voir dans nos modestes recherches.

Calculateurs de premier ordre ils savent qu'il vaut mieux placer toutes les ressources dont on dispose dans le capital d'exploitation. Aussi leur surface d'action s'étend sans cesse, ils dominent leur position, donnent une puissante impulsion à l'agriculture et réalisent des bénéfices inconnus des possesseurs du sol. Comme herbagers ou comme cultivateurs ces hommes si adroits excitent l'admiration de tous ceux qui les approchent. Nous nous inclinons en passant devant eux et nous les conjurons en même temps de s'unir de cœur et d'action à tous ceux qui combattent le fléau de l'alcoolisme qui ne les atteint presque jamais qu'indirectement. Nous aurions bientôt la victoire si nous comptions dans nos rangs ces hommes habitués de tous temps à rester les maîtres du marché !

L'habitation d'un homme aisé, et ils le sont presque tous parmi nous, est en général étroite et basse, incommode et malsaine. Elle occupe presque toujours un sol mal nivelé et inabordable dans la partie la plus déclive des cours, de sorte que les eaux et le purin viennent la baigner de toutes parts. Dans certains cas la demeure entière se compose d'un espace boueux recouvert de chaume que soutiennent des poutres fixées en terre et reliées par des murs en pisé d'une continuité douteuse.

Il y a mieux, il y a plus mal.

Le vêtement atteint un haut degré de simplicité : j'en atteste le bonnet de coton, coiffure ordinaire des femmes, qu'il ne contribue pas peu à enlaidir ; n'importe, il aura encore de longs jours, comme la jupe descendant à peine au genou, parce qu'il ne coûte pas cher. Lorsque, pour la première fois, on parcourt nos communes et que l'on rencontre ces êtres, à la voix rauque, à l'air hébété, revêtus de leur actroce coiffure, les mains et les jambes noires, on pense involontairement à ce qu'écrivait La Bruyère. « On voit des animaux farouches, des mâles et des femelles, répandus par la campagne. Quand ils se lèvent sur leurs pieds ils montrent une face humaine, et en effet ce sont des hommes. » Oui ce sont des hommes, et des hommes de grande race, d'incomparables travailleurs, d'excellents soldats au besoin, mais hélas ! bien déchus de leur glorieux passé !

L'ingéniosité du paysan, dans sa recherche de l'économie absolue, se révèle également dans son alimentation. La boisson habituelle est le cidre très étendu d'eau, et trop souvent aussi le poiré. La viande de boucherie, inconnue il y a peu d'années, s'est introduite au hameau, et paraît sur la table une fois par semaine ; les pommes de terre, les choux, le lard salé, la graisse étendue sur du pain et les diverses préparations de farine, de sarrasin constituent l'alimentation courante.

Voilà comment se nourrit, se vêtit et se loge une population riche et laborieuse. *Misère d'alimentation, misère de vêtement, misère de logement, mais misère calculée et voulue.*

Nul n'ignore aujourd'hui que tout mauvais consommateur est un mauvais travailleur, et s'il n'en est pas ainsi chez nous, si, dans cette race mal nourrie, nous trouvons en même temps une race laborieuse, c'est que la source de son activité est puisée en dehors de l'aliment et aux dépens de l'organisme. En effet, le meilleur ouvrier, mal vêtu, mal logé, mal nourri, ne peut lutter longtemps ; il faut arriver au but, il faut donc se donner des bras et du cœur ; lorsque les bras et le cœur faiblissent, l'eau-de-vie est là. Le système nerveux reçoit son excitant ; le sang chauffé circule mieux ; on se remet à l'ouvrage. Bientôt le poison s'évapore à la surface pulmonaire, entraînant un inévitable refroidissement ; la fatigue reparaît, avec la nécessité de la combattre encore, et peu à peu la stimulation quotidienne par l'alcool devient une inexorable nécessité. Triste tableau qui nous explique peut-être ce que nous avons maintes fois constaté ; à savoir que les meilleurs ouvriers de nos campagnes sont souvent ceux qui recherchent le plus l'alcool.

Ainsi, fatalement, en vertu de leurs idées arrêtées sur l'économie, hommes et femmes, dans des proportions sensiblement égales pour les deux sexes, s'adonnent à l'eau-de-vie de cidre dans la mesure précédemment indiquée.

Cependant le travail simplifié par la création incessante de nouveaux herbages et par la diffusion des machines agricole est moins pénible qu'autrefois ; l'alimentation, encore déplorable, s'est un peu améliorée ; on travaille plus facilement, on se nourrit mieux et la consommation de l'eau-de-vie augmente. La population diminue plus que dans tout autre département. Le nombre des idiots augmente. Le nombre des enfants naturels augmente. La scrofule fait des ravages si considérables que, dans une de nos communes nous ne connaissons pas de famille qu'elle n'ait envahi. Tout ce que la statistique a pu nous procurer a été utilisé sur ces tristes sujets.

Mais ne nous heurtons-nous pas à une contradiction? faut-il rebrousser chemin ou chercher dans l'alcoolisme lui-même l'explication de semblables résultats? Oui certes, et c'est ici le lieu d'invoquer la plus cruelle de ses manifestations, nous voulons dire l'empoisonnement héréditaire. Ne sommes-nous pas entourés de familles où l'ivrognerie semble s'être plus spécialement localisée? Ne connaissons-nous pas des villages où la consommation de l'eau-de-vie est plus forte que dans d'autres? Or, si dans ces familles, si dans ces villages, la quantité d'eau-de-vie absorbée augmente plus rapidement que partout ailleurs, et c'est malheureusement ce qui a lieu, il sera démontré une fois de plus que l'alcool produit dans l'organisme une modification particulière qui se transmet aux descendants, modification en vertu de laquelle ils sont destinés, dès le berceau, à faire un jour souche d'alcoolisés.

N'est-ce pas cette transmission du vice qui nous explique les progrès du mal et les difficultés que nous éprouvons à le combattre?

III

Un grand hygéniste a dit: « Les lois qui sont en opposition avec les mœurs sont éludées ou tombent en désuétude, ce sont les mœurs qu'il faut réformer; or, elles sont mixtes dans leur essence, car elles dérivent de la direction imprimée aux esprits et aux besoins matériels. »

Or, parmi les besoins matériels indispensables à l'entretien des forces de l'homme de travail, le premier de beaucoup le plus important est la présence dans la ration journalière d'une quantité suffisante de viande de boucherie. La viande est en effet l'aliment de force par excellence, et le travail ne peut qu'être proportionnel à la quantité de protéine alimentaire utilisée dans la nutrition.

C'est l'absence de la viande qui a produit ici l'alcoolisme, c'est par l'introduction de la viande que nous lui porterons le coup le plus redoutable. N'est-il pas évident que l'ouvrier, qui trouvera dans une alimentation azotée toute la force dont il a besoin, sera moins disposé qu'un autre à s'adresser à l'alcool? Le boucher balayera le cabaretier et l'on ne pourra plus répéter à satiété le *qui a bu boira* quand le travailleur aura à manger.

Il est universellement reconnu aujourd'hui que la production animale exerce la meilleure influence sur la prospérité de l'ensemble des entreprises agricoles et que l'industrie végétale devient de plus en plus solidaire de l'industrie animale. Nos bons Normands le savent bien, eux qui envoient aux Parisiens leur meilleur beurre et leur plus belle viande, mais ils ont trop besoin d'argent pour retenir chez eux toute la part qui devrait y rester : l'argent, toujours l'argent, qui conduit à la possession de la terre !

Il ne suffirait pas de démontrer aux habitants d'une contrée que la bonne nourriture est en somme la plus économique et qu'ils arriveront mieux et plus sûrement au but poursuivi en prenant, comme aliment principal, la viande de boucherie; il faut encore que, par un progrès agricole continu, tous les travailleurs arrivent à pouvoir payer l'aliment indispensable.

Nous l'avons dit, bien peu de personnes, chez nous, ont le triste droit de pouvoir invoquer le manque de ressources. L'agriculture est en bonne voie. Un comice agricole fondé par le regretté comte de Vigneral et dirigé par son fils avec tant de dévouement et d'intelligence, rend tous les jours de nombreux services. Sans aucun doute il reste encore beaucoup à faire mais on peut entrevoir le jour où chaque ferme sera un centre de travail bien rémunéré. Dès lors la possibilité d'une bonne alimentation sera générale ; la prospérité agricole maintiendra les salaires élevés et le bien-être matériel, condition indispensable de la perfection du travail.

Passons à l'école. L'instituteur, comme le prêtre et le médecin, doit donner aux esprits des enfants une direction telle qu'ils arrivent à mépriser les jouissances bestiales que procure l'alcool, à rechercher les plaisirs élevés, et à résister à la contagion du mal.

Nul n'a le droit de refuser au maître d'école un concours de tous les instants.

Mais hélas ! la moitié seulement des enfants fréquentent l'école et les commissions scolaires instituées dans nos communes ont été plongées depuis leur origine dans une douce somnolence.

Prenons un exemple.

Dans la commune que nous habitons pendant la période qui s'étend du 1er septembre 1881 au 30 avril 1884, nous avons pu, d'après les documents officiels, relever le tableau suivant :

ECOLE COMMUNALE DE RABODANGES (ORNE)

Nombre d'élèves ayant fréquenté l'école...................	27
Nombre de classes manquées sans aucune excuse............	4722
Nombre de classes manquées : absence excusée............	729
Nombre total des classes manquées.......................	5451
Nombre d'élèves s'étant conformé aux prescriptions de la loi.	0

On pourrait ajouter, sans aucune réflexion, que le nombre des absences a augmenté depuis le vote sur l'obligation de la fréquentation de l'école. Telle est la situation. Au point de vue tout spécial où nous sommes placé, nous pensons qu'il peut être permis de la déplorer et de la faire connaître.

ACTION SPÉCIALE DE L'EAU-DE-VIE DE CIDRE
SUR L'ÉCONOMIE

I

On sait que l'alcool à 40° Cartier détermine dans l'estomac
une inflammation provoquant dans certains cas la destruction de
la muqueuse, et que l'eau-de-vie amène une stimulation et une
excitation du système nerveux et de la circulation pouvant aller,
suivant les doses et les idiosyncrasies, jusqu'à l'anéantissement
des fonctions cérébrales.

Si on désirait comparer sur les animaux le pouvoir toxique de
l'eau-de-vie de vin et de l'eau-de-vie de cidre d'une manière absolue on devrait les ramener au même degré alcoolique. En pro-
cédant de la sorte, la quantité d'eau-de-vie nécessaire pour ame-
ner la mort d'un kilogramme de poids vif est sensiblement la
même, quelqu'en soit la provenance. Si au contraire on opère
avec les liquides habituellement consommés, l'eau-de-vie de
cidre, douée généralement d'un pouvoir alcoolique bien plus considérable, possède à un plus haut degré les effets toxiques.
Lorsque l'habitude de l'eau-de-vie a fait disparaître les symptômes provoqués au début par son ingestion, quand l'organisme
n'a plus à subir les accidents aigus de l'ivresse, ou bien, si, par un
triste privilège, il est réfractaire d'emblée à l'intoxication aiguë,
les altérations les plus graves se développent d'une manière plus
constante et plus profonde.

Dans notre contrée on arrive de trois façons différentes à l'im-
prégnation alcoolique. Certains buveurs prennent chaque jour
une dose d'eau-de-vie variant de deux à six décilitres; d'autres
adoptent une dose journalière moins forte mais le déficit qui en
résulterait est largement comblé le dimanche et les jours de marché; pour quelques-uns enfin, il existe des périodes correspondant
à celles des grands travaux agricoles où la quantité consommée

journellement est notablement augmentée, ainsi lors des battues du sarrasin.

L'alcool exerce sur les muqueuses une action siccative et, d'après Claude Bernard, il suspend plus ou moins complètement les sécrétions qui président à la chymification. Ce fait explique pourquoi les consommateurs d'eau-de-vie sont de fort petits mangeurs et nous rend compte peut-être des accidents redoutables que nous avons signalés chez les buveurs qui ont conservé exceptionellement la faculté de rester grands mangeurs (Obs. I).

Ajoutons encore, avant d'aborder notre sujet, que, d'après Liebig, l'alcool serait un aliment respiratoire pouvant remplacer les aliments amylacés et les sucres. Lallemand, Perrin et Duroy ont démontré le non fondé de cette assertion. Après leurs travaux on ne saurait reconnaître aucun rôle alimentaire à une substance qui, séjournant dans le sang, est rejetée en nature, s'accumule dans certains organes, et trahit constamment sa présence par des effets toxiques. L'alcool est simplement un modificateur du système nerveux, un poison excitant ou stupéfiant.

Dans l'étude de l'action spéciale exercée sur l'économie par l'eau-de-vie de cidre, nous suivrons l'ordre adopté généralement pour la classification des accidents consécutifs à l'absorption de l'alcool, et il demeurera entendu que nous avons passé sous silence toutes les lésions organiques, toutes les modifications fonctionnelles qui paraissent rester identiques, quelle que soit l'eau-de-vie qui les a produites.

> *Intoxication aiguë.* — Ivresse. Manie transitoire.
> *Intoxication chronique.* — 1° Troubles du système nerveux.
>   A. Motilité.
>   B. Sensibilité.
>   C. Intelligence.
>   2° Troubles du système de la vie organique.
>   A. Système digestif.
>   B. Système respiratoire.
>   C. Système circulatoire.
>   3° Troubles de nutrition générale.

L'ivresse se résume en ces mots ; excitation, perversion, dépression de toute les facultés. L'acteur qui pour aborder plus hardiment un rôle qu'il redoute, absorbe quelques spiritueux avant d'entrer en scène, l'ouvrier que nous trouvons dans un

fossé, pâle, livide, inerte et froid, sont tous les deux des ivrognes ;
le premier est à peine engagé dans une voie que l'autre a par-
courue en entier ; entre eux s'agite le *vulgum pecus* de l'ivrognerie.

Il est inutile de rechercher l'ivresse gaie, l'ivresse aimable,
comme on dit quelquefois par un singulier accouplement de mots,
chez les buveurs d'eau-de-vie de cidre, et les personnes intelli-
gentes qui ont la triste habitude de donner à leurs facultés le
coup de fouet alcoolique au risque de les surmener ne s'adresse-
ront jamais à notre eau-de-vie. Notre ivrogne est sombre,
farouche, insolent et obcène. Il se plaît à vous suivre et à vous
obséder.

Dégagez-vous vivement, le lendemain vous le trouverez cour-
roucé. N'allez pas vous imaginer qu'il éprouve quelque honte
à retrouver en vous un témoin de son ivresse de la veille, cette
honte-là est inconnue chez nous, il arrive seulement qu'il se
souvient dans une certaine mesure que vous n'avez pas voulu vous
attarder à écouter ses insanités et qu'il veut vous punir de ce
manque d'égards.

Inutile d'ajouter que nous constatons journellement bon
nombre de plaies dans les rixes entre ivrognes et notamment de
très fortes morsures. C'est quelquefois au sortir d'un dîner que
ces scènes se produisent, et rien n'égale la satisfaction de celui
qui apprend que ses invités de la veille ont été retrouvés plus ou
moins contusionnés, épars dans les champs ; n'est-il pas flatteur
de passer au village pour un homme qui sait *soigner* ses amis !

Il n'est pas douteux que l'habitude de l'ivresse farouche doit
modifier le caractère ; celui qui passe une bonne partie de sa vie
dans un état d'ébriété plus ou moins prononcée doit acquérir
d'une manière permanente des dispositions d'esprit et d'humeur
qui, au début, n'étaient peut-être que transitoires. Nous lisons
dans la *Géographie* de Lavallée que la duplicité, la mauvaise foi,
la superstition grossière, la rudesse et la brusquerie sont les
tristes apanages de nos concitoyens ; d'autres ajoutent aussi que
les idées d'abnégation, de dévouement, de reconnaissance leurs
sont totalement inconnues, mais il y a *certainement* exagération
de leur part.

Nous observons rarement des accidents graves après la crise

aiguë de l'ivresse, les trois cas de mort que nous avons constatés avaient été produits par l'ingestion d'eaux-de-vie suspectes. La manie transitoire se rencontre quelquefois mais chez des ivrognes qui sont en même temps des alcooliques, et dès lors l'intoxication aiguë peut réveiller des troubles appartenant à l'alcoolisme chronique, en faisant en quelque sorte déborder le vase.

On définit l'intoxication chronique : l'ensemble des accidents que détermine l'usage excessif et prolongé des boissons spiritueuses. Nous croyons utile d'ajouter que l'usage très modéré et prolongé de l'eau-de-vie de cidre peut produire également l'intoxication. Nous rencontrons chez la femme des troubles de l'audition, des vertiges et même des fourmillements qui disparaissent aisément par la suppression des deux ou trois verres d'eau sucrée à peine alcoolisée, qu'une longue habitude avait introduits dans le régime. Cette sensibilité extrême à l'action délétère de l'eau-de-vie de cidre n'a pas lieu de surprendre outre mesure car bien des substances médicamenteuses, l'opium, le chloroforme, l'éther, etc., etc., habituent le médecin à ne pas s'étonner de ce singulier phénomène qui pourrait aussi confiner à l'alcoolisme héréditaire.

L'épilepsie produite par l'eau-de-vie de cidre est toujours curable. Comme généralement ces épileptiques ne sont point encore arrivés à un degré avancé d'anéantissement cérébral, on peut à leur égard user d'intimidation. Le succès est constant. Il est utile de leur laisser croire que leur maladie ressemble de tout point à celle des autres épileptiques, et de ne leur donner que le faible espoir d'une guérison très lointaine. Grâce à l'horreur qu'inspire le *haut-mal*, les prescriptions sont toujours suivies, et en quelques semaines l'abstinence d'eau-de-vie, avec ou sans bromure de potassium, procure un succès bien rarement obtenu dans les autres manifestations de l'intoxication chronique.

Le tremblement, ou agitation convulsive de certaines parties du corps, s'observe rarement chez les buveurs d'eau-de-vie de cidre, et l'affaiblissement musculaire des extrémités supérieures est au contraire très fréquent. Cette affection débute par les mains, marche vers l'épaule, s'accompagne quelquefois d'atrophie musculaire, et, dans ce cas-là seulement, devient absolument incurable.

Les crampes, les soubresauts des tendons sont fréquents et conduisent peu à peu l'alcoolique jusqu'à l'épilepsie.

Parmi les troubles de la sensibilité nous devons signaler les fourmillements des mains et quelquefois des pieds, qui se montrent, contrairement à ce qui a lieu ailleurs, non pas à un âge avancé mais presque toujours entre trente et cinquante ans.

Quel rapport établir entre l'alcoolisme par l'eau-de-vie de cidre et le zona ? Cette singulière affection est en tout cas fréquemment observée chez nos buveurs émerites.

L'hyperémie rétinienne cède facilement lorsque l'eau-de-vie est supprimée.

Nous constatons encore fréquemment des sensations bizarres de contact, des tintements d'oreille, des bruits de voiture, de sifflet, de canon, qui, signalés comme rares dans l'alcoolisme, sont au contraire chez nos malades d'une fréquence extrême (Obs. II).

Il n'est pas besoin d'un long séjour parmi les bas Normands pour se rendre compte des troubles intellectuels que peut produire l'eau-de-vie de cidre. On connaît l'action de l'alcool sur les masses, la dégradation et l'abrutissement qu'il amène fatalement à sa suite. Ces effets bien connus, l'Allemagne ne craint pas de les appeler à son aide dans l'effort désespéré qu'elle tente pour arracher du cœur de l'Alsace le souvenir de la patrie française. Du reste s'il y a de sa part un raffinement de cruauté à employer un pareil procédé sur des populations civilisées, il est juste de reconnaître qu'il a été appliqué bien des fois dans des contrées barbares par la grande nation colonisatrice. Nous atteindrons ici spontanément le résultat que ces conquérants ambitionnent.

Nous ne dirons rien de la lypémanie ; si ce n'est qu'elle est plus fréquente que le *delirium tremens*. Nous passerons également sous silence la période terminale de l'intoxication chronique où nous rencontrons comme partout, et plus que partout peut-être, la démence et la paralysie générale.

II

Chaque digestion produit des modifications auxquelles on donnerait le nom de catarrhe si elles se présentaient ailleurs que sur la muqueuse de l'estomac.

La sécrétion du suc gastrique est toujours suivie d'hyperémie avec production de mucus et élimination de cellules épithéliales et ce processus physiologique s'accompagne d'un léger mouvement fébrile que l'on nomme fièvre de digestion.

Lorsque ces phénomènes dépassent leurs limites normales il y a catarrhe de l'estomac. Nous nous trouverons en présence de ce trouble fonctionnel chaque fois que l'équilibre sera rompu entre la puissance d'un organe et le travail qu'on lui imposera. L'œil sain, disait Trousseau, sera ébloui par une lumière trop vive, et une lumière ordinaire éblouira un œil malade. Il en est de même pour tous les organes, à moins qu'on ne parvienne à établir ce que le même professeur nommait, je crois, la relation fonctionnelle forfuite.

Une diminution dans la quantité du suc gastrique sécrété prédispose au catarrhe les fébricitants, les sujets mal nourris, ceux qui s'adonnent aux boissons alcooliques, ceux enfin qui ont déjà été attaqués plusieurs fois par cette maladie. Souvent la cause déterminante n'est autre que l'ingestion d'une grande quantité d'aliments ou de substances difficiles à digérer.

Notons, une fois pour toutes, que ce ne sont pas les aliments par eux-mêmes qui produisent le mal, mais bien leur décomposition anormale due à ce que le suc gastrique ne peut pas imbiber la totalité de la masse ingérée, soit à cause de son volume, soit en raison du peu de surface qu'elle présente à son dissolvant naturel.

Le catarrhe, on le conçoit aisément, succédera très facilement à l'ingestion de substances en voie de décomposition telles que le cidre dont la fermentation n'est pas complète, le lait en voie de fermentation lactique. Il est aussi évident que toute irritation directe des muqueuses, notamment celle que peut produire l'eau-de-vie de cidre ordinaire marquant 55° à 60° à l'alcoomètre de Gay-Lussac, exerce une action des plus pernicieuses. Enfin toute substance qui affaiblit la force digestive du suc gastrique ou ralentit les mouvements de l'estomac entraîne les décompositions anormales et par suite le catarrhe. L'eau-de-vie de cidre, en dehors de son action irritante directe, rentre évidemment dans cette nouvelle catégorie d'influences funestes.

On sait que toute hyperémie capillaire des muqueuses disparaissant après la mort, l'anatomie pathologique n'a pas grand'chose à nous apprendre sur la maladie qui nous occupe. Les observations directes si connues de Beaumont ont au contraire un intérêt capital et cet observateur a pu étudier plusieurs fois le catarrhe de l'estomac sur son Canadien après l'ingestion de l'eau-de-vie.

Dans sa période aiguë l'affection que nous sommes obligé d'étudier en ce moment se nomme, suivant les lieux et l'école, embarras gastrique, gastricisme, saburres de l'estomac, état gastrique, gastrosis, gastrite aiguë.

Elle présente les symptômes suivants.

Le malaise général qui suit la digestion est augmenté en raison du degré qu'ont atteint l'hyperémie et la production catarrhale. Le malade affaibli et d'humeur triste éprouve des frissons et ressent vers la tête des bouffées de chaleur. Une sensation de plénitude ressentie vers l'épigastre est suivie quelquefois de dégoût et de vomissements.

Pendant ce temps les symptômes de la décomposition anormale des matières ingérées se déclarent, le suc gastrique devenu alcalin par son mélange avec le mucus, ne dissout plus la protéine, qui éprouve dès lors la fermentation putride, de telle sorte que cette décomposition peut être cause et effet du catarrhe stomacal (Bidder). Sous l'influence du mucus devenu ferment, le sucre se transforme en acide lactique, le cidre en acide acétique, la graisse en acides gras. La production des gaz est souvent telle qu'il en résulte une voussure extrêmement considérable de l'épigastre et que l'on voit se produire ces éructations fétides ou inodores que tous les buveurs d'eau-de-vie de cidre présentent sans aucune exception.

Quand le pylore est franchi, des phénomènes analogues se produisent dans l'intestin, qui participe toujours au catarrhe de l'estomac. Ce sont alors des flatulences, des gargouillements, des borborygmes et enfin quelques selles terminent la scène que les vomissements au début rendent souvent moins pénible.

Quand ces divers symptômes se renouvellent à de courts intervalles le catarrhe chronique gastro-intestinal ne tarde pas à s'établir.

L'eau-de-vie de cidre, beaucoup plus riche en alcool que l'eau-de-vie de vin, est consommée dans de telles proportions dans notre contrée que nous n'hésitons pas à poser en principe que le catarrhe chronique gastro-intestinal est une affection endémique, dans la basse Normandie, occasionnée par l'abus de cette boisson.

Les symptômes habituels du catarrhe chronique sont une sensation de plénitude dans la région épigastrique sans douleur notable, une voussure de cette même région due aux productions gazeuses résultant des décompositions anormales et de la paralysie de la couche musculaire de l'estomac troublée dans ses fonctions par l'infiltration séreuse, des renvois et des éructations amenant jusque dans le pharynx les produits acides de la fermentation des matières amylacées, des vomissements, et enfin, signe inconstant, la diminution ou la perte de l'appétit.

Nous devons dire un mot de la production des gaz et reconnaître que dans bien des cas on a quelque peine à concevoir qu'ils puissent résulter des seules fermentations alimentaires. La plupart de nos malades (Obs. 1) ont des renvois même après un jeûne prolongé, quelques-uns après l'ingestion d'une cuillerée de tisane ou même d'eau fraîche. Il en est qui en sont surtout gênés, lorsque leur repas n'est pas prêt à l'heure accoutumée. Évidemment dans ces cas nous admettons des conditions nerveuses particulières grâce auxquelles la dyspepsie semble donner la main à l'hystérie.

La présence des gaz en notable quantité est devenue l'état normal de nos buveurs, et les médecins qui ont observé dans les contrées où l'eau-de-vie de cidre est inconnue sont frappés d'étonnement, quand, arrivant parmi nous, ils entendent sur les marchés, le long des routes, à la sortie des offices, les éructations sonores s'entrecroisant de toutes parts. L'accumulation de ces gaz est sans doute la cause des palpitations de cœur que nous notons sur la moitié des malades atteints de catarrhe et de cette dyspnée toute particulière qui afflige bon nombre de nos dyspeptiques.

Au moment où on y pense le moins on éprouve le besoin de remplir la poitrine et on prépare une longue inspiration, peine perdue, l'oppression redouble, les inspirations se précipitent et restent toujours incomplètes, enfin un renvoi se produit la respiration redevient normale pendant quelques instants puis la scène recommence. Ce malaise est fréquent soit immédiatement après le repas, soit six heures après, du reste on l'observe aussi à jeun.

On le voit, il semble que, en dehors des causes diréctes, les altérations d'origine nerveuse auxquelles nous réunissons les troubles purement psychiques remplacent dans notre catarrhe chronique la courbature du catarrhe aigu.

Souvent, toujours peut-être, l'affection occupe à la fois l'estomac et l'intestin dont les mouvements sont fréquemment ralentis

Nous observons aussi la propagation de la maladie du duodénum au canal cholédoque produisant l'ictère. C'est surtout au moment où nos consommateurs d'eau-de-vie de cidre commencent à gouter le poiré de l'année que l'ictère se produit. L'an dernier, dans une commune qui ne compte pas 500 habitants, un de mes confrères et moi avons eu à traiter quarante-quatre cas développés dans ces conditions.

Les malades atteints de catarrhe chronique, ou pour parler plus exactement, ceux d'entre eux qui consentent à s'occuper de cette affection avant qu'elle ait abouti a une lésion grave peuvent guérir même après des années. Très souvent trente années de catarrhe n'ouvrent la porte à aucune complication (Obs. II).

Un autre fait aussi curieux nous paraît être la persistance de l'appétit et nous en avons de nombreux exemples : bien des malades ont tous les matins le *vomitus matutinus*, sont poursuivis par d'incessantes éructations et par une dyspnée atroce, qui ne se contenteraient pas d'une ration alimentaire moyenne telle que celle du soldat français par exemple. Ils conservent souvent malgré tout les apparences de la santé, et vivent longtemps, dangereux exemple souvent invoqué par nos buveurs toujours prêts à espérer pour leur compte le bénéfice d'une exception bien rare après tout.

Dans les conditions locales nous nous appliquons d'abord à supprimer la cause de tout le mal, l'eau-de-vie de cidre ; puis à réveiller l'énergie des organes en modérant l'usage des aliments à volume excessif en luttant contre le climat froid et humide par des vêtements chauds et des bains tièdes qui excitent le système cutané. Nous pouvons affirmer qu'il est très rare que la suppression graduelle de l'eau-de-vie de cidre ne réveille pas l'appétit Insensiblement la viande vient prendre dans la ration sa place légitime. Le bon vin, le bon cidre ne sont pas oubliés et, avec un peu de temps et beaucoup de constance, on obtient des résultats bien faits pour encourager. Peu de médicaments en somme. La seule préparation que nous nous reprocherions de ne pas citer, parce qu'elle trouve chez nous de nombreuses applications et nous rend journellement les plus grands services, est la suivante.

Rhubarbe de Chine	65	grammes
Cardamone	10	—
Safran	8	—
Angélique	15	—
Coriandre	12	—
Alcool à 60°	600	—

Faites macérer pendant quinze jours. Passez. Dose : une cuillerée à café avant les deux principaux repas de la journée.

Nous livrons cette formule à la critique, nous contentant largement d'en avoir épouvé maintes fois l'efficacité.

Il est à peine besoin de dire, pour terminer ce qui concerne les troubles produits par l'eau-de-vie de cidre sur le système digestif, que le cancer de l'estomac nous paraît être plus fréquent que dans le midi de la France.

III

Nous avons à parler maintenant d'une affection qui nous était inconnue tant que nous n'avions observé les alcooliques que dans d'autres contrées.

Le buveur s'est couché dans de bonnes conditions, il est du reste en parfaite santé sauf un certain degré de catarrhe gastro-intestinal dont il se soucie peu. Tout à coup il s'éveille dans un trouble indéfinissable il quitte son lit, s'élance vers la croisée qu'il entr'ouvre, peine perdue, l'air lui manque. Il essaye des inspirations précipitées, vains efforts. Il frappe du poing, se déchire la gorge, bleuit, et enfin à un moment donné, sans s'être aperçu en aucune façon qu'il se soit passé quelque chose en lui, la respiration redevient complètement libre et le malade reste pendant quelques instants aussi effrayé de ce qu'il a éprouvé que surpris de se voir guéri si inopinément.

En examinant les sujets chez lesquels on observe cette singulière dyspnée nous avons été conduit à penser que l'humidité et une fatigue nerveuse considérable peuvent jouer un certain rôle dans son étiologie. Le plus souvent les malades frappés sont des chasseurs ou des herbagers, quelquefois des jeunes gens aux environs de leur mariage ; tous d'ailleurs buvant tous les jours de deux à cinq décilitres d'eau-de-vie et ne présentant aucune trace d'affection pulmonaire ou cardiaque.

Nous n'avons pas à nous arrêter sur les autres troubles de l'appareil respiratoire ni sur ceux qui modifient la circulation. Notons seulement la très grande fréquence des troubles menstruels et des métrorrhagies chez les femmes du pays, presque toutes adonnées à l'eau-de-vie de cidre.

Enfin comment expliquerons-nous chez nos trop sobres paysans qui vivent comme nous avons dit, qui ne mangent presque pas de viande, qui travaillent avec tant de constance, la fréquence de la goutte ?

Sydenham se charge de la réponse : « L'ivrognerie, dit-il, produit plus souvent la goutte que les excès de nourriture. » Jamais parole ne fut plus vraie bien qu'elle paraisse avoir été un peu oubliée par les auteurs qui ont eu à traiter l'étiologie de cette affection.

Les pages qui précèdent sont le résumé d'un grand nombre d'observations parmi lesquelles plusieurs mériteraient d'être signalées pour justifier des assertions qui ont pu paraître un peu téméraires. Nous nous bornerons à donner les deux suivantes qui nous paraissent résumer suffisamment les troubles fonctionnels dus à l'absorbtion de l'eau-de-vie de cidre sur lesquels nous avons appelé l'attention d'une manière plus particulière.

Observation I

Le nommé Charles B..., habitant la commune de C..., canton de B..., est un homme âgé de trente-cinq ans, d'une constitution robuste, d'un tempérament lymphatico-sanguin. Il a habité pendant longtemps les pays où on ne consomme pas d'eau-de-vie de cidre et s'est livré à peu près impunément à une assez forte consommation de vin, de bière et de kirsch sans jamais perdre rien ni de son appétit ni de ses forces, sans qu'il ait été possible de jamais constater chez lui ni une altération organique ni un trouble fonctionnel. Grand mangeur il lui arrivait de loin en loin d'avoir un vomissement après les repas par trop copieux, mais sans éprouver la moindre fatigue, sans interrompre même pendant une heure son travail de tous les jours, qui est des plus fatigants. Il n'a jamais eu ni dyspnée ni palpitations de cœur ni bronchite, et sans une névralgie intermittente, véritable fièvre larvée, souvenir lointain rapporté des pays chauds, où pendant son congé il eut quelques accès de fièvre paludéenne, on peut dire qu'il ignorerait absolument la maladie. Actif et laborieux il ne redoute aucune fatigue et charme par sa bonne humeur et sa verve intarissable ses compagnons de travail.

Arrivé dans la basse Normandie en février 1882, il boit pour la première fois de l'eau-de-vie de cidre à l'exclusion de toute autre. La quantité qu'il consomme journellement est de deux décilitres, du reste il n'en est pas tout d'abord incommodé. Il est bon de noter qu'il n'a jamais été en état d'ivresse.

Aux premiers jours d'avril, il nous fait appeler en toute hâte et nous raconte les faits suivants :

La veille il a été voir quelques amis et suivant l'usage adopté on a essayé de le traiter convenablement, c'est-à-dire de le laisser ivre-mort. Bien qu'il ait résisté et que ses amis ne soient pas parvenus à ébranler sa raison, il a bu environ un demi litre d'eau-de-vie de cidre. Rentré chez lui vers minuit il a pris son repas habituel, puis s'est couché fort paisiblement. Vers les six heures du matin, il était levé depuis dix minutes et venait d'absorber une notable ration de soupe, lorsque tout à coup il sentit qu'il allait s'étouffer et sortit pour respirer plus à l'aise. Troublé au dernier point, cyanosé, n'ayant plus la sensation nette des choses il sent bientôt une certaine amélioration suivie peu après d'une anxiété nouvelle. Les crises se succédaient rapidement, sa famille épouvantée attendait sa mort. Il a essayé de vomir mais en vain ; du reste depuis ce jour-là il n'a plus vomi.

Je vis le malade dans cet état et j'avoue que j'étais peu rassuré sur son sort. Il n'y avait aucune douleur à l'épigastre, pas de selles et d'incessantes poussées congestives vers la tête suivies d'une suffocation effrayante. Cet état dura deux jours.

Au troisième jour, le malade fut tout étonné d'avoir d'abondantes éructations qui se succédaient rapidement et très heureux de remarquer que la respiration redevenait momentanément libre après l'expulsion des gaz. Il pouvait, suivant ses paroles, *arriver enfin au bout d'une respiration*.

Pendant les jours suivants ces symptômes diminuent, le sommeil est calme mais le moindre effort musculaire, le moindre mouvement, la moindre ingestion de nourriture renouvellent les crises atroces du début dans toute leur intensité. Jai vu ce malade tomber en suffocation quinze jours après l'accident pour avoir voulu essayer de changer une table de place.

Cependant ce malade a faim et il se prive pour pouvoir respirer. Ce n'est que peu à peu et par cuillerées à café qu'il peut prendre du lait, du gruau, des bouillies, du vin, du bouillon. Pas de fièvre dans tout le cours de la maladie, pas de trace d'affection pulmonaire ou cardiaque. Trois mois après son excès, il arrive à pouvoir reprendre son travail malgré une faiblesse musculaire extrème et il est encore obligé de se remettre au repos après deux jours d'efforts.

Il y a un mois, je résolus d'aller voir cet homme dont j'avais des nouvelles assez vagues et je le trouvai comme je l'avais toujours connu jadis, c'est-à-dire avec toutes les apparences de la santé, excellent appétit, forces suffisantes, bonne humeur.

Il me dit qu'il avait essayé trois fois en un an de boire une simple cuillerée à café d'eau-de-vie de cidre et que chaque fois il avait éprouvé aussitôt l'oppression qu'il connait si bien. Dernièrement après avoir été mouillé, il crut bien faire d'accepter un café pour se réchauffer, et malgré ses résolutions, il absorba une certaine quantité d'eau-de-vie de cidre puisqu'il n'y a pas de café dont elle ne soit le corollaire obligé. Mais voilà qu'au milieu de la nuit il éprouva à la lettre les symptômes dyspnéiques que nous avons décrits en parlant des troubles de la respiration. Sa terreur a été si grande que je le crois corrigé à tout jamais.

Aujourd'hui le malade a encore des éructations, et notons qu'avant de venir en Normandie ce symptôme lui était inconnu. Il ne vomit jamais, et en somme, il tend tous les jours à redevenir ce qu'il était autrefois, l'image de la plus parfaite santé. Il est convaincu comme nous qu'un petit pot (mesure de un décilitre) d'eau-de-vie remettrait tout en question. Ajoutons, détail de la plus haute importance et que je puis certifier en ayant été témoin le jour de ma dernière visite, que l'eau-de-vie de vin à dose moyenne n'a aucune action nuisible apparente sur son estomac.

OBSERVATION II

Le nommé Alexandre D..., habitant la commune de B..., canton de B..., est un homme âgé de quarante-trois ans, d'une constitution robuste, d'un tempérament lymphatico-sanguin ; il avoue qu'il boit en moyenne depuis vingt-cinq ans trois décilitres d'eau-de-vie de cidre au moins par jour, sans compter un fort supplément tous les lundis au marché de B..., de telle sorte qu'à son âge il a déjà absorbé au bas mot trois mille litres d'eau-de-vie de cidre. Il se présente à nous en janvier 1883 et nous constatons les symptômes suivants :

Depuis quelques jours il se trouve fatigué sans avoir rien fait, sa faiblesse est si grande qu'il ne peut faire le tour de son petit jardin et qu'il pleurerait volontiers en songeant qu'il ne va plus pouvoir travailler. Il a essayé de prendre un peu plus d'eau-de-vie que de coutume, mais ce traitement qui lui a réussi pendant longtemps, dit-il, paraît avoir perdu son ancienne efficacité. Tout lui pèse, même sa casquette, et ce qu'il y a de singulier, ajoute-t-il, c'est que hier elle lui pesait beaucoup et quand il voulut la retirer, il s'aperçut qu'il ne la portait pas. Il lui arrive aussi de s'éblouir à l'église qu'il fréquente beaucoup, mais il ne perd pas connaissance parce qu'il sort aussitôt que tout remue autour de lui. De temps en temps sa respiration s'arrête comme si on lui bouchait le nez et la bouche, puis elle reprend aussitôt qu'il a eu des éructations un peu fortes. Du reste il ne comprend rien à cette maladie qui le prend ainsi après tant d'années de santé et de travail. Il s'est toujours mal nourri, mais il mangeait d'assez bon appétit, tandis que maintenant tout est changé, il n'a envie de rien, et enfin, ne sachant à quoi attribuer ses soubresauts, ses bruits dans les oreilles, sa faiblesse extrême et tout ce qu'il éprouve, il s'est décidé à aller trouver le médecin pour tâcher de savoir quel peut bien être la cause inconnue de tant de maux.

Après bien des explications nous arrivons à tomber d'accord sur cette cause mystérieuse et notre homme adopte le régime alimentaire que nous lui proposons dans lequel la moitié de son eau-de-vie est simplement remplacée par son prix en viande de boucherie. Il s'en va assez mécontent de ne pas emporter quelques médicaments. Au bout de deux mois nous décidons de remplacer la totalité d'eau-de-vie de cidre par un demi-litre de vin à chaque repas et de faire figurer tous les jours dans le menu la viande grillée. Cette proposition est acceptée et assez régulièrement suivie. Dans les premières semaines qui suivirent ce nouveau régime l'appétit reparut. La teinture de rhubarbe composée et le vin de pepsine vinrent de temps à autre à notre aide. Aujourd'hui tous les accidents ont disparu, malheureusement il n'y a pas encore assez de temps écoulé et il est permis d'avoir des doutes sur la fidélité du malade à suivre les conseils qu'il a reçus. Ajoutons que, malgré ses longs excès, il n'y a jamais eu chez lui trace de lésion organique grave.

———

Dans ces observations que nous avons cru devoir écourter, nous voyons d'abord un malade qui n'a éprouvé des accidents morbides que lorsqu'il s'est adonné à l'eau-de-vie de cidre (Obs. I), les autres boissons alcooliques, notamment le cognac et le kirsch avaient trouvé chez lui une résistance complète. Notons aussi que revenu à la santé, il peut à volonté faire apparaître par l'ingestion de quantités minimes d'eau-de-vie de cidre le cortège symptomatique que nous avons décrit.

Or avant son arrivée parmi nous la dyspnée gastrique, les éructations, l'affaiblissement musculaire subit lui étaient inconnus et trois mois après il était subitement et gravement atteint par ces diverses manifestations que nous retrouvons chez le malade qui fait l'objet de l'observation II, après plus de vingt années d'excès alcooliques.

On nous dira que le premier malade devait être plus sensible que tout autre à l'action spéciale d'une boisson dont il ignorait jusque-là l'existence, rien de plus juste. C'est même à cause de cela que nous parlons de lui. Il devait réagir nettement en présence d'un poison jusqu'à lors inconnu, et c'est ce qui est arrivé. Mais le fait capital qui se dégage de nos deux observations est sans contredit la similitude des symptômes observés dans des conditions si différentes, en présence de la même boisson. Dans le premier cas, soudaineté et gravité des accidents ; dans le second apparition tardive des mêmes manifestations morbides caractéristiques du catarrhe chronique de l'estomac par l'eau-de-vie de cidre. Un de nos malades a mis vingt ans pour arriver à nous présenter dans toute leur énergie un tableau morbide établi d'emblée chez l'autre. Chez les deux, comme chez des centaines d'autres, que nous pourrions citer, il y a eu dyspnée gastrique, éructations, affaiblissement musculaire extrême, chez les deux aussi le rôle de l'eau-de-vie de cidre est nettement dégagé.

Nous ne pensons pas qu'il soit possible de démontrer d'une manière plus irréfutable que l'eau-de-vie de cidre, en dehors des effets de l'alcool, possède une action qui lui est propre et qui se manifeste par des effets constants.

Voilà ce que peut vous dire un praticien qui n'a jamais autant regretté de n'avoir à son service que sa bonne volonté. Espérons qu'un jour à venir, les ennemis du fléau alcoolique, se portant sur les points les plus menacés, vérifieront l'exactitude de nos assertions et se décideront, avant de provoquer de nouvelles dispositions légales, à réclamer hautement, en présence de cette population livrée à l'abrutissement, la ferme application des lois existantes.

Quel bienfaiteur de l'humanité serait celui qui assurerait dans nos localités l'exécution de la loi sur l'ivresse publique et la fréquentation des écoles !

CONCLUSIONS

1° La quantité d'eau-de-vie de cidre consommée dans certaines communes de la basse Normandie est de 43 litres par habitant et par an.

2° L'alcoolisme dans nos campagnes reconnaît surtout pour cause l'absence dans la ration journalière d'une quantité suffisante de protéine alimentaire.

3° L'alcoolisme doit être combattu par l'usage de la viande de boucherie et une scrupuleuse observation des lois de l'hygiène.

4° L'ivresse produite par l'eau-de-vie de cidre est en général sombre et farouche.

5° L'eau-de-vie de cidre produit fréquemment l'affaiblissement musculaire, les crampes, les soubresauts des tendons, l'épilepsie, l'abrutissement.

6° L'épilepsie produite par l'eau-de-vie de cidre est curable.

7° Le catarrhe chronique gastro-intestinal est très fréquent dans la basse Normandie ; il se manifeste par la production d'énormes quantités de gaz déterminant des éructations fréquentes et de la dyspnée gastrique. Ce catarrhe est toujours curable et peut rester quelquefois pendant longtemps la seule manifestation de l'intoxication alcoolique.

8° L'eau-de-vie de cidre détermine une dyspnée particulière avec suffocation imminente dont le mécanisme est inconnu.

9° L'eau-de-vie de cidre peut déterminer tous les effets de l'eau-de-vie de vin.

Quelle que soit la valeur de nos observations, nous prions qu'on nous excuse d'avoir osé, loin de tout centre scientifique, aborder un sujet encore inexploré.

Témoin des progrès de l'alcoolisme, nous avons voulu nous interrompre dans notre lutte de tous les instants pour vous faire parvenir un cri de désespoir qui sera toujours pardonné, sinon entendu, par ceux qui ont accepté la haute mission de combattre et de vaincre.

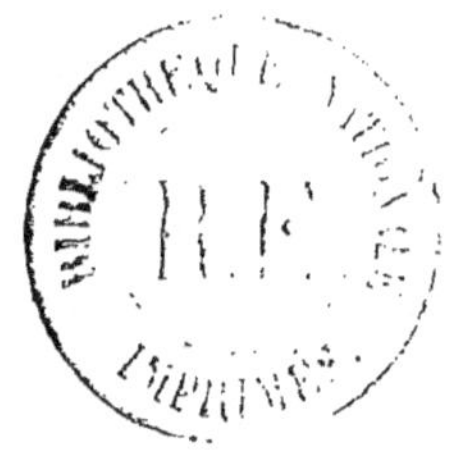

BOURLOTON. — Imprimeries réunies, B.